LA

NEURASTHÉNIE

PAR

Le Dr Henri BRUCHON

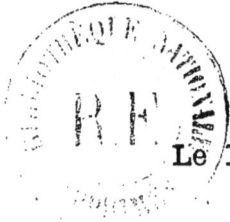

BESANÇON

IMPRIMERIE ET LITHOGRAPHIE DODIVERS, GRANDE-RUE 87

—

1898

LA NEURASTHÉNIE

Par M. le Dr Henri BRUCHON

Séance publique du 19 décembre 1896.

Parmi tous les griefs que des auteurs moroses, tant philo-
sophes que médecins, ont relevé contre les nouvelles géné-
rations de notre fin de siècle, il en est un sur lequel ils ont
longuement insisté, c'est l'état d'excitabilité inquiète, ou au
contraire de dépression maladive de notre système nerveux.
Race de névrosés, disent les uns, race de dégénérés disent
les autres, encore plus pessimistes ! Sans voir le tableau
aussi sombre, l'observateur le plus impartial remarque le
nombre croissant des affections du système nerveux, et en
particulier des névroses frappant indistinctement toutes les
classes de la société. C'est là une conséquence forcée de
notre civilisation trop raffinée, du surmenage intellectuel et,
il faut bien le dire, des excès alcooliques et autres. Peut-être
bien aussi, le système d'analyse médicale devenant plus
précis, a-t-on su mieux interpréter, rattacher plus sûrement
à sa véritable cause maint malaise qui restait peu compris.
C'est nerveux, disait-on ; et l'équation paraissait résolue le
plus souvent hélas ! par une inconnue.

La pathologie a fait, depuis trente ans, des pas de géant
dans le domaine des affections des centres supérieurs et des
psychoses, et il serait injuste de ne pas rappeler le rôle de
Charcot apportant de plus en plus la lumière dans cette
branche d'études, grâce à son sens clinique et à ses merveil-
leuses recherches anatomo-pathologiques. Autour du chef
s'est groupée une pléiade d'élèves, nos maîtres actuels,

MM. Raymond, Ballet, Geoffroy, Déjerine, Marie, Gilles de la Tourette, en un mot cette grande Ecole de la Salpétrière qui attire à elle élèves et malades de tous les points du monde. La Faculté de Nancy avec M. le professeur Bernheim, celle de Bordeaux avec M. le professeur Pitres, apportent aussi sur ces questions le contingent de leurs travaux. A côté de la description approfondie des affections systématisées de la moëlle et de celles du cerveau, un des titres de gloire de l'école française est l'étude clinique parfaite des affections nerveuses *sine materia*, dont la cause échappe aux recherches de l'anatomo-pathologiste. On les désigne sous le nom de névroses, et elles affectent souvent les traits de véritables maladies. Ce sont l'hystérie, l'épilepsie, la neurasthénie, etc., et elles sont liées le plus souvent à des psychoses ou états d'âme et de conscience qui soulèvent les débats les plus intéressants au point de vue de la moralité et de la responsabilité de ceux qui en sont atteints.

J'aurai peut-être l'honneur de vous parler quelque jour des singulières manifestations de la névrose par excellence, de l'hystérie, mais aujourd'hui je voudrais vous présenter quelques considérations sur une maladie remarquable par sa fréquence à l'heure actuelle, c'est la neurasthénie ou dépression nerveuse. Il est peu de personnes qui n'en aient entendu parler. Elle a même été de mode ; il était de bon ton de se dire neurasthénique. L'état est cependant peu enviable : tyran de son entourage, cauchemar de son médecin, bourreau de sa propre personne, le neurasthénique est un des types les plus curieux de nos modernes déséquilibrés.

La neurasthénie peut être héréditaire ou acquise. Elle évolue le plus souvent chez des individus prédisposés, mais parfois ce sont les causes occasionnelles qui jouent le rôle considérable. Ces derniers cas sont bénins, les autres graves. Le rôle de l'hérédité, en pathologie humaine, est trop connu pour que j'y insiste, malgré son importance dans le dévelop-

pement de la névrose. Du reste, dans cette étude, il sera
facile de remarquer combien les facteurs signalés doivent
agir plus facilement sur un système nerveux déjà affaibli,
que sur un autre parfaitement sain.

La cause élémentaire de toute neurasthénie est le surmenage du système nerveux. Ce surmenage comprend deux
éléments principaux, l'excès de travail ou d'excitation, et
l'insuffisance du repos. Il n'est personne, parmi ceux d'entre
nous s'adonnant à un travail intellectuel, qui n'ait éprouvé
un de ces malaises consécutifs à une longue journée d'appli-
cation laborieuse. On ressent une sorte de lassitude vague,
l'esprit se fixe plus péniblement, la vue se fatigue et se
trouble. Une lecture attachante ou une rédaction difficile
nous a-t-elle fait prolonger tard notre veillée, nous nous cou-
chons énervés, préoccupés, le sommeil ne vient pas, nous
nous agitons sans trouver le repos. Que sont ces états, dit
Charcot, sinon de légères atteintes de neurasthénie ? Mais
elle ne succède pas toujours aux seules dépenses intellec-
tuelles, et c'est encore à elle que nous devons rattacher cette
sensation de courbature, de malaise, d'incapacité au travail
qu'éprouvent ceux de nos contemporains qui se remettent de
leurs fatigues du jour en passant leur nuit au cercle, au café,
au théâtre. Il n'est pas jusqu'à cette sensation bizarre d'im-
pressionabilité du cuir chevelu, si bien connue sous le nom de
mal aux cheveux, que nous ne trouvions plus nettement ac-
cusée dans la neurasthénie confirmée. Les gens bien équili-
brés se remettent facilement de ces atteintes superficielles ;
mais si ces causes de fatigue deviennent plus fréquentes, à
plus forte raison si elles atteignent un individu déjà merveil-
leusement prédestiné par son hérédité, nous verrons se dé-
velopper la vraie neurasthénie permanente.

On l'a dit souvent, notre époque est par excellence celle de
la lutte pour la vie, que l'encombrement des carrières rend
chaque jour plus acharnée. Arrivé, à force de travail, à une si-
tuation, on doit en supporter les tracas, la charge générale-

ment lourde ; puis l'ambition nous porte toujours plus loin, plus avant dans la mêlée, vers de nouveaux concours, de nouvelles entreprises, de nouvelles fatigues. Les devoirs de société, visites, bals et soirées, nos plaisirs mêmes, ce que nous croyons nos délassements dépriment encore nos centres nerveux déjà surmenés, et la vie de nuit de certains boulevardiers qui sont dans le train, les conduit plus rapidement à la névrose que le travail acharné des normaliens, des polytechniciens ou des professions libérales. Devons-nous incriminer avec certains auteurs la tendance de l'art moderne ? La musique de Wagner, de Berlioz exige, a-t-on dit, pour son interprétation, voir même pour son audition, une tension constante de l'esprit, une recherche des sentiments exprimés dans toute leur finesse. Mais, comme le fait remarquer avec beaucoup de justesse M. Mathieu, les neurasthéniques sont aussi nombreux parmi les admirateurs de Mozart que chez les auditeurs passionnés de *Tannhauser* et des *Troyens*, et n'aggraverions-nous pas l'état de ces derniers en les condamnant à écouter la *Dame blanche* de Boïeldieu ou l'*Orphée* de Gluck ? J'arrive au rôle de la littérature dans l'état névropathique de quelques-uns de nos contemporains, et j'invoque ma prérogative médicale pour écarter de ma tête les foudres que cette partie de la question pourrait y attirer. Un reproche souvent adressé aux réalistes de l'époque actuelle, c'est d'étudier au scalpel, dans leurs livres et sur le théâtre, les passions et les vices les plus malsains, les réalités les plus pénibles, les problèmes les plus angoissants au point de vue moral et social, et d'aller jusqu'à choisir, comme effet de scène, les maladies les plus navrantes, comme folie, hystérie, épilepsie. On peut répondre simplement qu'il est difficile de dépasser en horreur ce que montraient à leurs spectateurs Eschyle, Sophocle et Euripide, et personne n'a songé à les incriminer dans la production des états neurasthéniques, déjà si bien décrits par les médecins grecs leurs contemporains. S'il est quelque restriction à faire, c'est sur l'œuvre d'Ibsen et de son école, production et peinture de l'état d'âme de véritables neurasthéniques, qui peut exercer une certaine influence sur des sujets sensibles, mais d'une sensibilité déjà maladive, en les entraînant à des analyses trop délicates d'eux-mêmes. En somme, il est bien difficile d'établir la responsabilité de notre mouvement littéraire pour tout ce qui touche l'éclosion de la névrose.

Quelques mots maintenant de résumé sur le rôle de notre vie sociale. Surmenage intellectuel de carrière, surmenage de concours, surmenage pour se faire un nom, surmenage pour se distraire, vie à toute vapeur où excellent les milliardaires américains ; nous sommes très loin de la loi de Kant, si fort réclamée, de bien des façons et par bien des gens, au moment actuel, la fameuse loi des huit heures : huit heures de travail, huit heures de récréation, huit heures de repos. Nous sommes, par contre, en bonne voie pour la névrose. La dépression s'accumule de génération en génération : l'individu sain devient de plus en plus rare, et c'est alors qu'apparaît l'état névropathique de la famille, voire de la race.

L'influence du milieu où l'on vit journellement, du foyer en un mot, a une action aussi marquée sur le développement de la neurasthénie. Qui de nous ne connaît ces familles où l'inquiétude est de règle, où rien joie, ou plaisir, ne peut être vu avec calme? L'observation mutuelle attendrie y est constante ; le bonheur de s'entendre plaindre, de se voir dorloter entraîne chacun à analyser, à exagérer ses moindres souffrances physiques ou morales. Il y a là un entraînement merveilleux vers la neurasthénie, voire l'hystérie ; c'est une véritable serre chaude pour le développement des névroses, l'émotivité exagérée étant une vraie fatigue nerveuse.

Le surmenage moral n'a pas moins d'influence que le surmenage intellectuel. Chacun de nous connaît l'affaissement général, l'incapacité au travail de tête, l'insomnie qu'entraînent les grosses épreuves de la vie, la perte d'êtres chers, parents, époux, enfants. Comme le surmenage physique s'est oint le plus souvent aux angoisses de l'esprit, la résistance est moins grande. Les coups sont-ils trop répétés, trop douloureux, l'individu est-il déjà prédisposé par son hérédité, la névrose s'installera facilement. Il en est de même pour les cas de revers de fortune ou d'ambition, d'atteinte d'une maladie réputée longue, grave et incurable.

La peur est un élément dont on a longtemps nié l'action, et pourtant les exemples sont des plus frappants. A la suite d'une panique quelconque, catastrophe de chemin de fer, explosion, déroute d'expédition, nombreux sont les malheureux qui, sans lésion physique aucune, subissent une dépression nerveuse parfois irrémédiable. C'est encore dans cette catégorie que doivent se ranger certaines victimes des épidémies. M. Bouveret rappelle que, lors d'une des dernières invasions de choléra, il eut à soigner, à côté de véritables malades, d'autres personnes, presque toutes des femmes, qui ne présentaient aucun symptôme de la terrible infection et qui pourtant restaient au lit effrayées, angoissées, brisées au moral et au physique. La plupart de ces malades échappèrent au fléau, mais gardèrent longtemps, quelques-unes toujours, un état très marqué de prostration nerveuse.

Le surmenage musculaire peut-il entraîner la neurasthénie? La chose n'est pas parfaitement démontrée. Le traumatisme par contre ne peut être mis en doute; cette année même il m'a été donné d'en rencontrer quelques cas dans les services hospitaliers. A la suite d'une chute, d'un accident de travail quelconque n'ayant entraîné aucune lésion physique apparente ou sérieuse, on voit certains sujets devenir sombres, préoccupés, incapables de travailler et ne tardant pas à accuser les divers troubles de la névrose. A plus forte raison de pareils accidents se produiront-ils à la suite de blessures ou de morsures faites par des animaux, point de départ de ces phobies dont j'aurai à parler tout à l'heure. Je dois toutefois mentionner que ces malades étaient déjà généralement prédisposés à l'éclosion de troubles nerveux.

Quel peut être le rôle des intoxications sur la production de la neurasthénie ? Outre le poison alcoolique des vulgaires assommoirs, citons, parmi les substances nuisibles en première ligne, l'absinthe acceptée trop souvent comme un excitant ou un apéritif, puis le café pour certains tempéraments, puis le tabac, et, en dernière ligne, l'éther, la morphine, le chloroforme, de date bien plus récente. En résumé, nous pouvons dire que l'usage habituel des neuro-stimulants ou des neuro-dépresseurs entraine facilement la névrose, surtout sur un terrain propice.

Quelle peut être l'influence de l'âge, du sexe, de la profession sur la production de la névrose ? Il est peu d'enfants neurasthéniques : seul un grand chagrin ou une frayeur extrème explique les quelques cas qui ont été relevés. Quoiqu'on ait dit, le surmenage scolaire pur est rare chez eux, et ne se rencontre que chez les jeunes gens d'un certain âge, seize ou dix-huit ans et au-delà, candidats de nos grandes écoles ou préparant les concours des professions libérales. Chez eux il sévit avec force et tenacité.

Les deux sexes sont l'un et l'autre exposés également à la névrose.

Sur le rôle des professions je n'insisterai guère ne voulant pas m'exposer à des redites. Le surmenage intellectuel, la mise en jeu de la responsabilité personnelle, la préoccupation de l'avenir rendent la neurasthénie fréquente chez les élèves des grandes écoles et chez ceux qui embrassent les carrières libérales, et on ne s'étonnera pas si je réclame place honorable pour la profession à laquelle j'ai l'honneur d'appartenir ; puis viennent les grandes industries, entreprises financières, etc.

Le neurasthénique est souvent un homme jeune encore, de 20 à 40 ans : il présente un ensemble de phénomènes symptomatiques, d'impressions caractéristiques ; il a enfin des allures telles qu'il est facile de le reconnaître. Un trait qui a été relevé de tout temps est la prolixité, la minutie

avec laquelle ce malade expose ses misères. Il a souvent ré-
digé l'histoire de sa maladie, ou pris des notes qui lui per-
mettent de n'en oublier aucun trait. C'est l'homme aux petits
papiers de Charcot.

Comme troubles spéciaux je rappellerai simplement que le
neurasthénique accuse souvent une douleur de tête particulière qu'il compare à la pression d'un casque trop lourd et
trop étroit ou d'un cercle de fer. Ce symptôme est accom-
pagné d'une sorte de lourdeur, de pesanteur générale, avec
un peu d'obnubilation des sens et de torpeur intellectuelle ;
parfois certains croient même qu'un liquide se déplace dans
leur tête, et s'imaginent percevoir un ballottement du cerveau. Le cuir chevelu est très sensible. La fatigue musculaire survient facilement ; le patient est brisé dès le matin
dans son lit ; il est plus épuisé en se levant qu'en se cou-
chant. Une émotion, un danger peut rendre au malade sa vi-
gueur première, puis il retombe une fois sa phase d'excitation passée. On trouve rapportée dans tous les traités l'histoire de cette mère qui, frappée par la névrose, reprend
toutes ses habitudes régulières pour soigner son enfant atteint du croup, veille, se fatigue sans souffrance, et, une
fois le danger passé, redevient incapable du moindre effort.

Signalons encore la rachialgie, douleur le long de la co-
lonne vertébrale, et passons rapidement sur les troubles digestifs, circulatoires, respiratoires, dont la description
technique serait fastidieuse, qui peuvent exister seuls ou
combinés, revêtant tous les degrés, depuis le simple malaise
jusqu'aux états les plus pénibles et entraînant trop souvent
la décadence de l'individu. Les malheureux névropathes son-
gent continuellement à leur maladie : ce ne sont pas des
nosomanes, à un degré aussi marqué que l'Argan de Molière,
puisque leurs préoccupations ont un point de départ réel,
mais leur imagination grossit l'intensité et la portée des phénomènes éprouvés ; tout par eux est amplifié de la façon la
plus pénible. Ils se laissent pourtant raisonner facilement,

admettent, avec leurs amis ou leurs médecins, qu'ils se sont
exagéré leurs perceptions, mais, une fois livrés à eux-mêmes,
ils retombent dans leurs idées noires. Ils éprouvent le besoin
d'être rassurés de nouveau, retournent chez leur médecin, ou
mieux chez un autre pour contrôler le premier. Ils tiennent
tous les spécialistes médicaux, se découvrent sans cesse de
nouvelles misères ; soignés par celui-ci pour une chose, par
celui-là pour une autre, ils suivent plusieurs médications
parfois toutes différentes, utilisent à leur plus grand détri-
ment une grande partie de l'arsenal thérapeutique moderne.
Leur découragement augmente d'autant mieux qu'ils n'ont
pas toujours dans leur entourage le contre-poids ou le stimu-
lant suffisant. Leurs proches deviennent souvent par leur
apitoiement des complices inconscients de leur maladie.

Le neurasthénique dort peu ou mal. Nous connaissons
tous l'insomnie consécutive à un travail préoccupant ou
même à une soirée de plaisir. Cet état est constant chez notre
malade. Il s'agite, se retourne dans son lit, appelant le sommeil qui ne vient pas. Il allume sa bougie, lit, se promène,
essaie de se rendormir, se récitant des prières ou la table de
Pythagore, ou la chronologie des rois de France, et, malgré
tout, ne dort pas. Il a même la conviction qu'il ne reposera
pas et sera brisé le lendemain. Quand il dort et ronfle même
au point de gêner ses voisins, il soutient, au réveil, qu'il a entendu sonner toutes les heures et toutes les demies sans in-
terruption. Le sommeil, péniblement obtenu, est traversé de
cauchemars. Cet état est le résultat d'une excitation nerveuse,
non d'une douleur précise.

Les altérations de la sensibilité sont fréquemment obser-
vées ; j'ai déjà mentionné la douleur en casque, l'hyperesthé-
sie du cuir chevelu, la rachialgie ; parfois la névrose se tra-
duit par une impressionnabilité plus grande au chaud, au
froid, à l'état hygrométrique ou électrique de l'atmosphère.
Le vent est l'ennemi de certains neurasthéniques ; le moindre
courant d'air les saisit, les courbature ; d'autres annoncent

l'orage. Cestains malades prétendent sentir les nuages montant dans le ciel ; la pluie et la tempête leur arrachent des cris. Ces névropathes barométriques subissent évidemment très fort l'influence des écarts de température, mais il y a aussi chez eux une auto-suggestion assez bizarre, ils font volontiers parade de leur hypersensibilité et l'exposent avec ostentation.

Du côté des yeux on peut noter la fatigue rapide, les troubles de la vue, l'inégalité pupillaire. L'ouïe acquiert parfois une finesse maladive, ainsi que l'odorat ; il y a même des sensations subjectives ne correspondant à rien de réel.

Les vertiges sont fréquents, avec des degrés et des allures diverses ; le sol se déplace ou remue, il n'est pas sur le même niveau à un pas ou deux ; l'équilibre peut parfois paraître instable, et le malade a besoin de s'appuyer ou de s'asseoir.

La neurasthénie est surtout intéressante à étudier sous sa forme cérébrale et psychique ; c'est elle, à son degré le plus léger, que nous rencontrons si fréquemment. Les premiers symptômes sont la difficulté du travail intellectuel et surtout de l'attention, avec un certain degré d'amnésie. Qui de nous ne connaît cette sensation bizarre qu'écoliers nous avons ressentie à la veille d'une composition, plus tard au moment d'un concours ou d'un examen ? La tête est vide, lourde ; rien ne semble acquis du travail des jours précédents ; c'est le résultat du surmenage et, partant, une légère atteinte de névrose. Pour réagir nous appelons à notre aide, le thé, le café, la nicotine, parfois hélas ! l'absinthe. Pris à doses raisonnables ces excitants peuvent sembler utiles, mais l'abus en est facile, et l'intoxication joint ses effets à ceux de la fatigue. D'autres personnes ne peuvent travailler que dans un certain milieu, dans des conditions particulières ; il en résulte des habitudes singulières, des bizarreries de vie et de caractère qui ne s'expliquent que par un léger degré du mal. Je vais peut-être paraître irrévérencieux ; mais la lecture de la biographie ou l'interview de nos savants les plus illustres,

de nos poètes et musiciens les plus renommés nous révèle
quelques-unes de ces innocentes manies, et ce n'est pas dans
notre siècle seulement, mais dans les précédents que nous
en trouvons des exemples. Jean-Jacques Rousseau, avant
d'écrire, se bouchait les oreilles avec de petits tampons de
coton ; Milton ne pouvait composer ses pages magistrales
qu'enveloppé dans un vieux manteau de laine, aussi bien
pendant l'été que pendant l'hiver ; Buffon ne trouvait aucune
idée, s'il n'avait endossé un habit de soirée, couvert de den-
telles et ayant l'épée au côté ; Balzac écrivait, en plein jour, à
la lumière de deux bougies ; Flaubert ne se mettait au travail qu'après avoir fumé trois ou quatre énormes pipes ou
une demi-douzaine de cigares très forts. J'en passe, et non
des moins célèbres, pour arriver à nos contemporains. Tel de
nos plus délicats poètes aime à écrire entouré d'une famille
de chats, ses commensaux habituels. Un de nos plus grands
auteurs dramatiques se sent moins d'inspiration s'il n'a pas
sur la tête certaine calotte noire, qu'il aime à tourmenter en
composant ses drames et comédies ; tel autre, célèbre par
ses récits de voyage, aime à écrire dans le costume des ha-
bitants des pays qu'il décrit. Un des maîtres de notre peinture ne peut exécuter ses esquisses qu'assis sur un tabouret
recouvert de velours grenat. Dans la plupart de ces faits
nous ne faisons, très heureusement, que côtoyer la neurasthénie, et, dans un cadre plus modeste, il en est de même des
impressions connues que je signalais chez nous. Il faut cependant voir là une porte ouverte à la maladie et à sa grada-
tion consécutive. Jean-Jacques Rousseau, ses écrits en font
foi, est devenu un véritable neurasthénique, aimant à narrer
ses misères et aigri contre tout le monde. Voltaire parlant
toujours de son insomnie, de ses troubles digestifs et de sa
fin prochaine, souvent persécuté à tort ou à raison, paraît
bien aussi avoir été aux prises avec un peu de névrose, qui
est souvent proche parente du génie.

Avec une prédisposition héréditaire, une débilité congénitale du système nerveux, un surcroît de travail ou d'ébranlement, nous arrivons à la neurasthénie typique.

« La volonté s'affaiblit ; il y a une dépression cérébrale marquée, une diminution des réactions coordonnées et inconscientes qui constituent le moi. » L'attention ne peut plus être soutenue, les impressions s'émoussent, la mémoire s'efface. Toute décision ne se prend qu'avec peine, et est soumise aux caprices les plus extraordinaires. Je rappellerai l'observation curieuse d'une jeune fille qui, à la suite de chagrins de famille, était incapable du moindre effort de mémoire et même de certains actes de volonté. Elle sortait pour acheter un objet, s'en répétait le nom en route, et, arrivée dans le magasin, ne pouvait se le rappeler, et en choisissait un autre, tout en sachant qu'elle se trompait.

Les émotions morales, les souffrances physiques, les malaises, compagnons de la névrose, sont ressentis d'une façon plus vive, et entraînent facilement le découragement et ce besoin d'être rassuré ou plaint, qui est caractéristique et dont j'ai déjà parlé. Le travail intellectuel, de plus en plus difficile, finit par devenir impossible. L'esprit a besoin de se porter vers des sujets différents et de lâcher les occupations habituelles. Un comptable ne peut tenir ses livres sans erreur. Un prédicateur ne peut suivre ses idées et relier les divers points de son sermon. Un professeur ne peut poursuivre la démonstration d'un problème. Une femme devient incapable de diriger sa maison, de lire, de s'occuper. Elle en vient à ne plus quitter sa chaise longue. Veut-elle réagir, elle est prise de tremblements, d'angoisses, de sueurs froides. C'est la neurasthénie féminine.

Il n'est pas jusqu'aux professions manuelles qui ne puissent être frappées. Il y a une plus grande difficulté à exécuter les travaux habituels, une maladresse singulière dans le maniement des outils journaliers.

Par ces faits, le malade, quel qu'il soit, aboutit à un état d'inquiétude, d'anxiété continuelle qui peut aller jusqu'à la vésanie.

Nous arrivons à ces craintes ou phobies dont j'ai incidemment parlé. Quel est celui qui n'a pas éprouvé accidentellement une sensation d'angoisse irraisonnée ? Bien des gens, dans les ténèbres, sont susceptibles de craintes, de terreurs qu'ils n'éprouvent pas le jour. A l'état pathologique, cette disposition prend des proportions extraordinaires.

Chez le neurasthénique ces phobies s'établissent facilement ; elles n'atteignent jamais plus d'un certain degré.

La perte de la confiance en soi annihile le bénéfice de l'éducation et de l'habitude qui font oublier certains dangers. De là, un état de crainte qui se localise sur telle ou telle circonstance de la vie habituelle. Je citerai l'agoraphobie ou crainte des espaces. Au moment de traverser une place ou une rue, le sujet est saisi d'une véritable angoisse, et il reste cloué au trottoir. Il a du vertige, des sueurs froides, du tremblement. Trouve-t-il un bras ami, tout malaise disparait. Bouveret rappelle le cas d'un officier qui ne ressentait cette impression qu'en civil, jamais en uniforme.

Vient ensuite la topophobie ou crainte des lieux : un de nos confrères ne peut dépasser un certain rayon autour de sa maison ou de son hôtel, lorsqu'il est en voyage, sans éprouver les symptômes signalés plus haut ; un autre ne peut aller en chemin de fer de peur des tunnels. Notons la peur de la foule, celle de telle ou telle personne ou de tout être humain, puis, au contraire, la peur d'être seul, la peur des femmes, la peur des malades, la peur d'avoir peur, la peur de la saleté, où le malade se lave sans cesse, la peur des nombres impairs, la peur de tout, ou angoisse permanente, etc.

La neurasthénie s'allie fréquemment à d'autres névroses, en particulier à l'hystérie. C'est dans cette catégorie que se placent ces neurasthéniques déprimés, incapables de la moindre action, dont la maladie remonte à une catastrophe où ils n'ont eu d'autre mal que la terreur ou un traumatisme insignifiant. Mais il en est un autre type que je vous demande encore la permission de vous présenter ; c'est le névropathe voyageur que Charcot déclarait plaisamment atteint de juif-errantisme. C'est, en général, un malheureux, aux traits fatigués, à l'aspect triste et misérable, aux vêtements bizarres, en haillons, à la barbe longue et broussailleuse comme le héros de la légende populaire. Il arrive à la Salpétrière ou dans tel autre grand hopital, venant de contrées lointaines, Pologne, Russie, Turkestan, attiré par la renommée d'un médecin. Il demande la guérison de mille maux imaginaires, cortège de l'hystéro-neurasthénie, et reste quelque temps hospitalisé. Il retire d'abord du bénéfice des soins qui lui sont donnés, et sa figure radieuse atteste la satisfaction qu'il éprouve. Malheureusement, le bien-être n'est qu'éphémère et le malaise reparait bientôt. Alors, désespéré, il disparait subitement, allant porter ailleurs le récit de ses maux. Ces sortes de malades étant souvent de religion israélite, Charcot pensait que c'était au passage de quelques-uns d'entre eux, à leur aspect navré et misérable qu'était due la vieille légende.

Une question médico-légale assez intéressante s'est greffée sur ces observations. Les vagabonds incorrigibles ne sont-ils pas des neurasthéniques ou des hystéro-neurasthéniques? On en a trouvé un nombre considérable dans les asiles ; mais l'affection nerveuse est-elle cause ou effet de la misère et du vagabondage? Ce point est encore bien incertain. Bénédict (de Vienne) résout affirmativement la question par les conclusions suivantes : « Le vagabondage accidentel doit disparaître du Code pénal et devenir un appel obligatoire de secours de la société. Pour ces pauvres hères accidentellement sans domicile et moyens do subsistance, le titre de vagabond doit même disparaître de la langue ; ils représentent des malheureux arrivés au comble de la misère. Chez les vagabonds, la neurasthénie morale et principalement la faiblesse de volonté est dominante ; ils travaillent sous une contrainte alors qu'ils sont incapables de le faire abandonnés à eux-mêmes en liberté. » Pour M. Bénédict le vagabondage neurasthénique est curable et la société doit y pourvoir.

Ces conclusions philanthropiques ne nous semblent acceptables que dans une certaine mesure, sous peine de voir croître rapidement les simulations de neurasthénie.

Nous venons de passer en revue les formes les plus tristes de cette affection, et nous sommes loin de la maladie à la mode ou des légères atteintes indiquées au début de cette causerie. En réalité, c'est une véritable entité morbide, ayant ses caractères propres, sa place dans la famille des névroses où au point de vue héréditaire elle est le plus souvent fille et mère. Est-elle, sous ses diverses formes, aussi fréquente qu'on l'a dit ? Certainement non. Comme l'a fait remarquer Charcot, à un certain moment son domaine était immense ; on avait englobé sous ce nom les états nerveux les plus divers. Certains auteurs y mettaient côte à côte des génies un peu inquiets, aspirant toujours au nouveau comme Socrate, Alexandre, Auguste, Frédéric II, Napoléon Ier ; des esprits dégénérés comme Caligula, Tibère, Séjean ; de véritables neurasthéniques supérieurs comme Rousseau et Voltaire, des hystériques, bref toutes les branches de la famille névropathique. Mais nous ne reconnaissons là, me dira-t-on, aucunement celui que nous croyions être neurasthénique, que l'on désignait comme tel, qui se croyait lui-même frappé de cette maladie. Qu'est-ce donc que ces individus irritables, emportés, mécontents de leur sort, d'eux-mêmes, de leurs proches, ces hypocondriaques hargneux, ces jeunes gens désillusionnés, revenus de tout, ces femmes nerveuses, amusantes et charmantes pour les étrangers, mais faites pour assurer la sanctification de leur entourage, ou encore ces emballés des deux sexes, mystiques, membres de l'armée du Salut ou des ligues émancipatrices ? Si vous le voulez bien, nous dirons avec l'Ecole de la Salpétrière que ce sont là les victimes du nervosisme, état encore mal défini d'où se sépareront sans doute plus tard, mieux connus, différents types morbides, mais qui a comme caractère cette disposition particulière à l'excitabilité, à la dépression facile, à l'émotivité, à l'instabilité d'humeur dont je vous parlais tout à l'heure. Ce n'est aucune des névroses en particulier ; c'est le terrain sur lequel elles se développent. Certains, et même la majorité de ces individus n'aboutiront jamais à une névropathie qualifiée ; les circonstances occasionnelles leur ont fait défaut, ou leur prédisposition personnelle n'était pas assez grande ; mais il est à craindre que leurs descendants soient moins heureux et ne fassent leur évolution dans un sens ou dans l'autre.

Comme à toute causerie il faut une conclusion, la nôtre s'efforcera d'être pratique. Oui, sans doute, notre genre de vie, notre milieu social et familial, les nécessités de carrière, nos plaisirs, et il faut bien le dire, une hérédité plus ou moins chargée (l'humanité est si vieille et sa lutte si pénible) rendent bien souvent notre système nerveux trop disposé à l'envahissement des névroses, quand ce n'est pas des affections plus localisées.

Mais, un bon averti en vaut deux. Les progrès incessants de l'hygiène et le simple bon sens nous viennent en aide : suppression des causes occasionnelles, voilà le véritable remède. Ne surmenons pas plus l'esprit que le corps. Délassons-nous du travail de tête par les exercices physiques, mais raisonnablement dirigés. N'est-ce pas le but de nos divers lendits ? Sans chercher à égaler le *justum et tenacem propositi virum* d'Horace, le stoïcien que rien n'émeut, luttons, chez nous et chez les nôtres, contre cette émotivité exagérée qui semble envahir notre époque. Enfin, bien que ne faisant pas partie de ces ligues austères, célèbres à divers titres en ces temps derniers, j'ose demander qu'on écoute la voix de la sagesse dans nos plaisirs de toutes sortes. L'excès en tout est un défaut ! Si cependant nous succombons, et sommes atteints d'un peu de neurasthénie, ne nous désespérons pas pour autant ; le mal est curable, et du reste nous sommes en bonne compagnie.

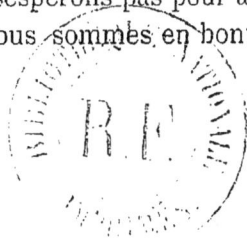

68

www.ingramcontent.com/pod-product-compliance
Lightning Source LLC
Chambersburg PA
CBHW050407210326
41520CB00020B/6497